AF452321

RÉPONSE

DE P. BORIES,

A LA LETTRE SUIVANTE.

Copié conforme de la lettre de M. Pouzin à M. le Chevalier Vauquelin, Membre de l'Académie des Sciences, Professeur au Muséum d'Histoire Naturelle, etc. (1)

MONSIEUR,

M. Bories a prétendu depuis long-temps que, dans une note publiée en 1822, dans les *Annales de la Société de Médecine pratique* de Montpellier, il avait fait connaître les propriétés désinfectantes du chlorure de chaux, et je n'avais jamais cherché à combattre cette assertion, qui m'était complètement indifférente.

En dernier lieu, l'Institut ayant chargé une commission, prise dans son sein, de lui présenter des candidats pour une place de professeur, vacante à l'Ecole de Pharmacie de Montpellier, M. Bories a renouvelé auprès d'elle ses prétentions à la découverte des propriétés désinfectantes du chlorure de chaux; et comme ses assertions, si elles eussent été bien constatées, auraient pu être utiles à mon compétiteur, j'aurais peut-être dû, dans mes intérêts, élever des doutes sur leur exactitude, qui me paraissait loin d'être démontrée. Cependant plusieurs considérations m'engagèrent à garder le silence : j'ai subi les conséquences de cette négligence, puisque, si j'ai été bien instruit, vous avez paru adopter l'opinion que M. Bories est l'auteur de la découverte qu'il s'attribue; opinion qui, ayant été émise devant les membres de l'Académie des Sciences, a dû nécessairement entraîner les suffrages de plusieurs d'entre eux.

---

(1) Cette lettre a été communiquée à M. Vauquelin, qui n'a trouvé aucun obstacle à sa publication.

Aujourd'hui, Monsieur, que mon compétiteur s'étaye de votre approbation auprès de l'Université, et place ainsi son travail sous l'égide d'un nom qui se rattache à tant de découvertes importantes, il devient indispensable pour moi que vous connaissiez toutes les circonstances relatives à cette prétention de M. Bories. Afin que vous puissiez vous former une opinion sur les faits qu'il a publiés dans le temps, plutôt que sur ce qu'il aura pu vous dire verbalement, je prends la liberté de vous adresser : 1°. un exemplaire de la Note publiée par M. Bories, en 1822, et qui diffère de celle qu'il a distribuée à l'Institut sous quelques rapports qui ne me paraissent pas tout-à-fait indifférens ; 2°. les réflexions que la lecture de ce mémoire a fait naître dans mon esprit, et qui me conduisent à des conséquences tout-à-fait opposées à celles que vous paraîtriez avoir émises.

Le moyen préservatif de M. Bories contre les maladies contagieuses ou causées par l'infection de l'air, consiste dans les lotions que l'on fait, matin et soir, avec la liqueur suivante :

Muriate suroxigéné de chaux (chlorure de calcium). 4 onces.
Eau commune. . . . . 1 pinte.
On fait dissoudre ce sel dans l'eau, et on ajoute acide
   sulfurique. . . . . 2 onces.

Cette formule m'a paru fort singulière. D'abord le chlorure de calcium et le muriate suroxigéné de chaux, que M. Bories semble regarder ici comme identiques, sont des substances essentiellement différentes l'une de l'autre ; en second lieu, *ces deux composés diffèrent aussi de celui qui est connu sous le nom de chlorure de chaux*, et cependant c'est de ce dernier chlorure que M. Bories prétend s'être servi. Si l'on observe de plus qu'il ne nous fait point connaître le procédé qu'il suit pour obtenir le composé de chlore, qu'il traite par l'acide sulfurique, il est permis de mettre en doute s'il connaissait le chlorure de chaux à l'époque où il a publié sa notice.

Cependant, certains passages de son Mémoire pouvant être interprétés de manière à faire croire que c'est de ce chlorure qu'il a voulu parler, je vais admettre cette dernière supposition, qui est la plus favorable, et nous allons examiner s'il a reconnu ses propriétés désinfectantes.

Il résulte de la formule de **M. Bories** et de ses expres-sions, qu'il n'emploie le chlorure de chaux que pour en dégager le chlore et le faire servir, lorsqu'il est devenu libre, à la décomposition des émanations contagieuses qui adhèrent à la peau. Le moyen préservatif de M. Bories n'est donc autre chose qu'un procédé pour obtenir du chlore (1) différent de celui que l'on suit ordinairement.

M. Bories n'a donc vu dans le chlorure de chaux qu'un composé dont il pourrait extraire du chlore par l'intermé-diaire d'un acide. Ce n'est donc que des propriétés désin-fectantes du *chlore libre* qu'il a parlé, et il n'y a là rien de neuf.

M. Labarraque, ce me semble, a envisagé *les chlorures d'hydrates* sous un point de vue bien différent. Il a re-connu que le chlorure de chaux, par exemple, était une combinaison dans laquelle le chlore et la base étaient re-tenus par une affinité très-faible. Il a observé que lorsque ce chlorure, dissous dans l'eau, était exposé dans un lieu où il existait des miasmes, des émanations putrides, etc., l'affinité du chlore, pour ces miasmes, l'emportant sur l'affinité qui l'unit à la chaux, le chlore devenait instanta-nément libre, et le miasme était détruit : c'est là ce qui

---

(1) En partant des données suivantes : 1°. un litre est à-peu-près équivalant à une pinte de Paris ;

2°. Un litre de chlore pèse 3 gram., 1516 ;

3°. Le chlorure de chaux est composé de 100 de chaux et de 47,25 de chlore ;

4°. 4 onces chlorure de chaux = 128 grammes.

On trouve que les 4 onces chlorure de chaux, employées par M. Bories, contiennent 41 gram., 08 de chlore, ou, ce qui revient au même, 13 litres de ce gaz.

Si l'on observe que la pinte d'eau qui sert de véhicule ne peut se charger, en supposant qu'elle soit saturée, que d'une pinte et de-mie de chlore, il en résulte : 1°. que, sur treize parties de chlore, il y en a au moins onze parties et demie qui se dégagent en pure perte, puisque, dans le procédé de M. Bories, on n'utilise que l'eau qui a servi à dissoudre le chlorure ;

2°. Que si l'on agit sur des masses un peu considérables, tout ce chlore, qui devient gazeux au moment du contact de l'acide et du chlorure, peut donner lieu à des accidens graves ;

3°. Que ce procédé, pour obtenir du chlore liquide, qui n'offre d'ailleurs rien de neuf, est, par les motifs que nous venons d'ex-primer, essentiellement mauvais.

constitue le mérite du travail de M. Labarraque. Celui-là seul a découvert les propriétés désinfectantes du chlorure de chaux, qui a reconnu que le chlore de ce chlorure devenait libre sans autre agent que le miasme lui-même. Si l'on ajoute à cette considération qu'il ne se dégage que la quantité de chlore nécessaire pour que la décomposition du miasme ait lieu, et que sous un petit volume de chlorure il se trouve accumulé une très-grande quantité de chlore gazeux, on concevra facilement combien la connaissance de ce composé, envisagé sous ce point de vue, est heureuse ; combien elle est importante, si on la considère sur-tout sous le rapport des applications nombreuses que l'on en peut faire, et que M. Labarraque a très-bien senties.

En résumant ce que je viens de dire, il me semble que je suis amené aux conséquences suivantes :

I. Il n'est point démontré que M. Bories ait connu le chlorure de chaux à l'époque où il a fait connaître le moyen préservatif qu'il a publié.

D'une part, le mot chlorure de chaux n'est pas prononcé une seule fois dans sa notice. (Je parle de l'édition de 1822, et non point de celle de 1826.)

D'autre part, les noms qu'il donne *aux composés* de chlore qu'il traite par l'acide sulfurique, se rapportent à des substances essentiellement différentes du chlorure de chaux; s'il avait voulu parler de ce chlorure, il faudrait en conclure que M. Bories ignore les règles les plus simples de la nomenclature chimique, ce qui n'est pas supposable.

II. En supposant qu'il ait réellement voulu parler du chlorure de chaux, il résulte, de ce fait seul qu'il le soumet à l'action de l'acide sulfurique, que M. Bories a complètement ignoré les propriétés désinfectantes de ce chlorure.

Je vous prie de vouloir bien agréer l'expression des sentimens respectueux avec lesquels j'ai l'honneur d'être,

MONSIEUR ,

Votre très-humble et très-obéissant serviteur ,

POUZIN ,

Agrégé à la Faculté de Médecine de Montpellier.

A

MONSIEUR POUZIN,

PHARMACIEN, AGRÉGÉ A LA FACULTÉ DE MÉDECINE DE
MONTPELLIER.

MONSIEUR ET HONORÉ CONFRÈRE,

Errare humanum est.

On vient de me communiquer une lettre que vous avez adressée à M. le Chevalier Vauquelin, dans l'intention, dites-vous, de détromper ce célèbre chimiste de l'opinion qu'il a paru adopter que j'étais l'auteur de la découverte des propriétés désinfectantes du chlorure de chaux : opinion à laquelle vous attribuez *les suffrages* de plusieurs membres de l'Académie royale des Sciences, lors de la présentation que ce corps savant a été chargé de faire d'un candidat pour une place de professeur à l'école de pharmacie de Montpellier (1). Vous l'informez que, m'étayant de son approbation auprès de l'université, et plaçant ainsi mon travail *sous l'égide de son nom*, il devient indispensable pour vous, mon concurrent, qu'il connaisse toutes les circonstances relatives à ma prétention. Vous ajoutez que ma note publiée en 1822 diffère de celle que j'ai distribuée à l'Institut sous quelques rapports qui ne vous paraissent pas *tout-à-fait* indifférens. Vous accompagnez enfin votre lettre des réflexions que la lecture de ce Mémoire a fait naître dans votre esprit, et qui vous conduisent à des conséquences *tout-à-fait* opposées.

Je me trouve heureux, Monsieur, que ce petit travail, ou plutôt notre concurrence, ait fait cesser *l'indifférence* que vous annoncez avoir toujours montrée pour des assertions chimiques hasardées; mais avant de m'occuper des *réflexions nées dans votre esprit,* permettez-moi de traiter avec vous un sujet non moins important pour un aspirant au professorat, celui par lequel vous commencez votre carrière scientifique.

Vous avouez le but que vous vous êtes proposé dans votre Lettre à M. Vauquelin, et vous avez

---

(1) Sur quarante-trois votans, et sur une majorité de vingt-deux voix, M. Pouzin en a obtenu vingt-quatre ; M. Bories, dix-huit; M. Ballard, une.

la bonhomie d'annoncer qu'il n'a trouvé aucun obstacle à sa publication. Nous sommes concurrens pour une chaire à laquelle on est nommé sur la présentation de trois corps : deux vous ont choisi, et c'est vous, mon concurrent, qui vous établissez mon critique, dans l'intention de m'éloigner de la troisième candidature, lorsque je n'ai pas l'avantage que vous avez sur moi, de pouvoir m'occuper de vos travaux. Je vous rappellerai que la délicatesse commande, et que la loyauté exige de ne combattre qu'avec des armes égales. Je revendique en ma faveur une découverte d'application du chlorure de chaux, et lorsque les personnes intéressées à me prouver le contraire se taisent, vous, sans mission, dans la seule intention de me nuire, vous établissez le défenseur officieux de M. Labarraque, qui, j'en suis sûr, aurait beaucoup mieux plaidé sa cause, ou du moins aurait eu la délicatesse de collationner ma note de 1822 avec celle de 1826, avant de nier sa conformité, et n'aurait pas sur-tout changé la formule sur laquelle ma proposition était établie. Vous n'avez pas réfléchi combien il était dangereux pour la réputation d'un jeune homme, de chercher à entrer dans la carrière des sciences, et sur-tout dans celle de l'enseignement, par des moyens propres à nuire à ses rivaux, à leur enlever la considération qu'ils se sont efforcés d'acquérir auprès de leurs maîtres, et à les priver de la bienveillance qu'ils veulent bien leur accorder. Croyez-moi, Monsieur, écrivez, prouvez que vous valez mieux qu'eux, mais abandonnez bien vite le rôle que vous avez adopté depuis notre concurrence, si vous voulez voir fructifier les jeunes talens que je me plais à reconnaître en vous, et mériter la considération publique si nécessaire à un professeur. Mais revenons à vos notes, à vos réflexions, et voyons si vous ne m'avez pas fourni des armes non moins puissantes, lorsque vous avez voulu traiter la partie chimique de mon Mémoire, que lorsque vous avez eu l'intention *d'éclairer* M. Vauquelin sur les conséquences qu'il *paraîtrait* avoir émises.

Je ne m'occuperai pas de l'intention avec laquelle vous avez placé deux onces d'acide sulfurique dans ma formule, quand je dis seulement que la dissolution de muriate suroxygéné de chaux, que je vous demande la permission d'appeler encore chlorure de chaux, devient aussi saturée que possible de gaz acide muriatique oxygéné ou chlore, en y ajoutant deux onces d'acide sulfurique. Je ne m'arrêterai pas non plus aux proportions de chlore et de chaux qui entrent dans la composition de ce chlorure, et à la quantité de chlore que l'eau peut tenir en dissolution; vous avez vous-même justifié dans la savante note de la quatrième page de votre Lettre, ce que j'ai avancé en disant que l'eau devient aussi saturée que possible de gaz acide muriatique oxygéné. Je ne veux pas d'ailleurs être en reste avec vous en concessions, et je pense vous prouver que dans les deux cas, soit en employant le chlorure de chaux sans addition d'acide, soit en facilitant le dégagement du chlore, il m'a été facile de reconnaître les propriétés désinfectantes de cette combinaison chimique, et l'Institut a consacré ce principe, puisqu'il a fait participer M. Masuyer, qui fait dégager le chlore, au prix qu'il a accordé pour l'utile application des chlorures.

Vous regardez le chlorure de calcium, le chlorure de chaux, et le muriate sur-oxygéné de chaux, comme des substances essentiellement différentes *l'une de l'autre*, et vous révoquez en doute si je connaissais le chlorure de chaux à l'époque où j'ai publié ma Notice. Mais, Monsieur, la plupart des chimistes confondaient alors, et quelques praticiens confondent encore aujourd'hui ces trois dénominations; et si vous vous teniez au courant de la science, vous en auriez été convaincu en lisant le mémoire sur le chlorure de chaux, inséré dans le *Journal de Chimie médicale*, tome II.

Je serais cependant charmé, pour mon instruction, que vous eussiez la bonté de faire le sujet d'une seconde Lettre, de la différence qui existe entre le chlorure et le muriate oxigéné de chaux préparés par le même procédé, j'ose même vous assurer de la reconnaissance de tous les chimistes pour le nouveau pas que vous aurez fait faire à la science, en nous disant ce que sont l'un et l'autre. Quant à la dénomination de *chlorure de calcium*, mise entre deux parenthèses à la suite de celle *muriate sur-oxygéné de chaux* dans mon Mémoire de 1822 (et c'est sans doute la seule différence que vous ayez remarquée dans les deux éditions de mon mémoire), je compte assez sur votre indulgence pour me la pardonner aujourd'hui, puisque, l'ayant supprimée, vous ne pouvez plus confondre ces deux combinaisons.

En admettant avec vous que je ne me suis proposé qu'un dégagement de chlore, et que je n'ai présenté dans mon Mémoire qu'un nouveau moyen de l'obtenir d'une combinaison pour la formation de laquelle je n'ai pas fait connaître de procédé, comment avez-vous pu déterminer combien de chlore contenait le chlorure que j'ai employé? Il me semble, Monsieur, que la bonne foi et la délicatesse que l'on doit apporter dans ses assertions, sur-tout lorsqu'on se propose de fixer l'opinion d'un savant chimiste, et de l'université, dont je sollicite la candidature, auraient exigé qu'avant de donner les détails insérés dans votre intéressante Note, vous eussiez examiné cette combinaison à l'aide d'un moyen chlorométrique quelconque. Alors seulement vous auriez pu établir, entre autres conclusions, celle des accidens graves auxquels le chlore gazeux peut donner lieu.

Je disais bien, Monsieur, lorsque j'avançais que M. Labarraque aurait beaucoup mieux défendu sa cause lui même, et certes il ne m'aurait pas facilité les moyens de changer mon rôle de défenseur en celui d'agresseur. Je ne sais en effet comment il prendra la nomenclature que vous lui attribuez *des Chlorures d'hydrates,* parmi lesquels vous comprenez celui de chaux. Aucun chimiste n'a pu raisonnablement encore établir une nouvelle nomenclature sur la théorie que vous paraissez adopter. Veuillez, je vous en supplie, dans la réponse dont j'espère que vous m'honorerez, m'expliquer la vôtre à ce sujet, pour que je puisse me trouver au niveau des découvertes chimiques. Je crains d'avance que son adoption ne présente plus d'une difficulté; car si nous jugeons de *l'inconnu* par le *connu*, lorsque le chlorure de chaux désinfectant sera un chlorure *d'hydrate de chaux*, le chlorure de soude sera, sans contredit, un *chlorure de sous-carbonate de soude*.

M. Labarraque, que vous m'avez forcé à comprendre dans la discussion que vous avez entamée, ne vous saura pas plus de gré des explications que vous donnez sur la manière dont les chlorures agissent comme désinfectans. Votre théorie ne pourra guère l'aider à soutenir la priorité de sa découverte, lorsque vous avancez que ce pharmacien « a reconnu que le chlorure » de chaux était une combinaison dans laquelle » le chlore et la base étaient retenus par une » affinité très-faible. Il a observé, dites-vous, » que lorsque ce chlorure, dissous dans l'eau, » était exposé dans un lieu où il existait des » miasmes, des émanations putrides, etc., l'af- » finité du chlore pour ces miasmes l'emporte sur » l'affinité qui l'unit à la chaux, le chlore devenait » instantanément libre, et le miasme était détruit, » et c'est là ce qui constitue le mérite du travail » de M. Labarraque. » Mais il me semble que cette théorie, établie de la manière suivante, est plus simple, plus précise et plus satisfaisante, puisqu'elle est basée sur des faits.

Le chlorure de chaux, tel qu'on l'emploie comme préparation désinfectante, est un composé dans lequel le chlore et la chaux sont, il est vrai, dans un état de combinaison ; *mais l'affinité qui existe entre les deux corps composans est si petite, que la simple exposition au contact de l'air suffit pour la rompre en partie, et pour donner lieu à un dégagement de chlore, qui, se répandant dans l'air et y rencontrant des miasmes, les désorganise.* Si cela est ainsi, un acide détruira plus facilement cette combinaison et rendra le chlore plus propre à la désinfection. Si, d'un autre côté, ce même acide se trouve en partie combiné et en partie libre dans les matières solides et liquides qui passent à la fermentation putride, le chlore dégagé encore dans ce cas, détruit les miasmes qui s'élèvent et de ces solides et de ces liquides. On a vu même l'action des acides contenus dans les matières fermentées tellement marquée sur le chlorure, que le chlore en est instantanément dégagé avec la couleur jaune qui le caractérise, et c'est ce que plusieurs chimistes, entre autres M. Chevallier, pharmacien distingué de la capitale, ont souvent remarqué. D'après ces faits, je crois que vous pouvez considérer le chlorure comme un réservoir de chlore dont on peut tirer parti de diverses manières. Si le chlorure est exposé à l'air, il s'en dégage du chlore, et on sait quelle est son action. Si on le traite par un acide faible, comme l'a fait M. Masuyer, et suivant ma théorie, le chlore s'en dégage en plus grande quantité ; et mis en contact avec des matières putrides, solides ou liquides, qui contiennent un acide, celui-ci ayant plus d'affinité pour la chaux que n'en a le chlore, met à nu ce dernier, qui agit, s'il est dissous, comme la solution du chlore, ou se dégage à l'état gazeux.

J'ai l'honneur de vous soumettre ces réflexions, Monsieur, et j'espère que vous trouverez dans ce que je vous présente comme des faits, que la seule différence qui existe entre l'application que M. Masuyer et moi, si vous le voulez, avons faite des chlorures comme moyen désinfectant et celle de M. Labarraque, est la suivante. M. Masuyer et moi avons employé un acide pour dégager le chlore, tandis que M. Labarraque se sert, ou de l'action de l'air, ou de celle de l'acide, ou des acides qui sont le résultat de la fermentation. Je vous soumets cette légère différence, et je m'en rapporte à votre sagacité, après que vous aurez renoncé cependant aux sentimens peu louables que ma concurrence paraît avoir *fait naître en vous*, pour que vous jugiez les conclusions peu scientifiques que vous avez tirées de votre libelle sous le nom de *Lettre à M. le chevalier Vauquelin*.

Je désire beaucoup que vous ne trouviez dans ma défense que l'obligation que vous m'avez imposée, de soutenir mes titres, je dirai même mes droits à la chaire pour laquelle nous sommes en concurrence, et je vous prie de croire que quelle que soit la décision qui sera prise entre nous, je n'en ferai pas moins profession d'être,

Monsieur et honoré Confrère,

Votre très-humble et très-obéissant serviteur,

BORIES.

Paris, le 29 septembre 1826.

IMPRIMERIE DE GUEFFIER, RUE GUÉNÉGAUD, N°. 51.